DU TRAITEMENT

EXTERNE

DES MALADIES CUTANÉES DARTREUSES

EN GÉNÉRAL.

et, en particulier,

DE CELUI DE L'ECZÉMA CHRONIQUE, DU PSORIASIS,
DES ULCÈRES DE CAUSES LOCALES, SIMPLES, ATONIQUES,
VARIQUEUX, SCORBUTIQUES, SYPHILITIQUES CHRONIQUES
ET DE LA FISSURE ANALE,

Par une Pommade à propos de laquelle MM. **Dorvault**, de Paris,
Fauré, Arnozan et **Dannecy**, de Bordeaux,
chimistes très distingués,
ont bien voulu faire des analyses et des recherches fort intéressantes;

PAR J.-J. CAZENAVE,

Médecin à Bordeaux,
Membre correspondant de l'Académie de Médecine de Paris,
des Sociétés *huntérienne* de Londres, médico-chirurgicale de Berlin,
de l'Académie Royale de Médecine et de Chirurgie de Madrid,
des Sciences médicales et naturelles de Bruxelles, de Bruges;
des Sociétés de Médecine de Hanovre, de la Nouvelle-Orléans, de Lyon,
de Toulouse, de Marseille, de Rouen; de la Société des Médecins
du grand duché de Baden;
Chevalier de l'Ordre royal de Charles III d'Espagne.

Les maladies de la peau ont toujours fait le désespoir
des malades et des médecins; aussi les dermatologistes
sont-ils encore à la recherche de nouveaux spécifiques.
Les pommades hydrargyriques ont été depuis longtemps et sont encore le remède le plus vulgaire et le
plus sûr pour le traitement des maladies chroniques de
la peau; mais, comme les fagots de Sganarelle, il y a
pommades et pommades.

PARIS

J.-B. BAILLIÈRE, LIBRAIRE DE L'ACADÉMIE DE MÉDECINE
10, rue Hautefeuille.

1873

DU TRAITEMENT EXTERNE

MALADIES CUTANÉES DARTREUSES

1. Dès la seconde année de mon arrivée à Bordeaux, j'entendis beaucoup parler, dans un certain monde, des guérisons obtenues par l'usage d'un remède secret très répandu. Ce remède était surtout prôné, prescrit et employé par les deux personnes — mari et femme — qui le vendaient clandestinement pour le traitement de toutes les maladies de la peau.

2. Voulant savoir à quoi m'en tenir sur les propriétés du remède en question, propriétés réputées être quasi miraculeuses parmi le peuple, je ne pus d'abord visiter que deux malades, auxquels des portières et des commères de quartier l'avaient conseillé. Néanmoins, ce remède — c'était une pommade — ayant une certaine vogue, les occasions de voir et de juger se multiplièrent, et je pus bientôt, grâce à l'obligeance de quelques-uns de mes clients, étudier à loisir les effets de cette pommade secrète, dont les propriétaires faisaient une sorte de panacée, un remède infaillible, ce qui pouvait faire craindre que ce qu'on disait être bon à tout ne fût bon à rien.

2. En réalité cependant, la pommade rendait quelques légers services de temps en temps, mais c'était tout.

4. Malgré les mécomptes qui sont, dans l'exercice de la médecine, le partage de l'immense majorité des remèdes secrets ([1]), il est néanmoins quelques-uns de ces remèdes qui surnagent, qui ont de la valeur, et il est du devoir des médecins, dans ces cas-là, de ne rien préjuger sur les propriétés palliatives ou curatives de tels ou tels d'entre eux. A cet égard-là, et sans être ni dupe ni crédule, je suis de l'avis de ce chirurgien célèbre qui disait : « Indiquez-moi des remèdes qui guérissent et j'en userai, fussent-ils inventés par le bourreau ; donnez-moi des instruments de chirurgie imaginés par un maçon, et je me servirai de ces instruments pour opérer, s'ils sont ingénieusement conçus et s'ils remplissent bien le but indiqué. »

5. Désirant expérimenter le remède secret en question, et juger ainsi de sa valeur thérapeutique, si valeur il y avait, j'allai chez l'inventeur et lui en demandai secrètement quelques pots. Je dis secrètement, car les propriétaires, fort honnêtes gens d'ailleurs, étaient de

---

([1]) On comprend sous la dénomination générique de *remèdes secrets* les médicaments dont les inventeurs ou compositeurs gardent par devers eux la formule et dont ils entendent se constituer une propriété, que, le plus ordinairement, ils n'exploitent qu'aux dépens de la crédulité publique, car, en dépit de l'expérience, partout et toujours on se laissera prendre aux belles promesses des charlatans, grands préconiseurs de remèdes annoncés comme autant d'infaillibles panacées pour tous les maux passés et futurs.

bonne foi, croyaient à l'infaillibilité de leur panacée comme ils croyaient en Dieu, mais craignaient d'avoir de sérieux démêlés avec la justice, et se tenaient continuellement sur leurs gardes.

6. Bien que je me fusse nommé, je ne pus obtenir que trois pots de pommade.

7. Vu les difficultés que je venais d'éprouver pour avoir à ma disposition une petite provision du remède, je ménageai cette provision, en fus avare et fis cependant quelques expériences.

8. Quand ce que j'avais pu me procurer de la pommade fut épuisé, je revins à la charge, en demandai personnellement trois autres pots, et en fis demander séparément par cinq personnes, qui durent dire que c'était pour elles afin d'en obtenir plus facilement. En m'y prenant de cette façon, je pus faire des expériences sur une assez grande échelle.

9. Ces dernières expériences furent relativement assez satisfaisantes, mais variables quant aux résultats, et m'engagèrent à faire une démarche auprès de monsieur et de madame X....., d'abord pour leur dire les petites améliorations que j'avais quelquefois obtenues sur un certain nombre de malades, grâce à l'usage que j'avais fait de leur remède secret, ensuite pour les engager à se faire autoriser par le ministre de l'intérieur à vendre librement leur pommade.

10. Ils répondirent au conseil que je leur donnai en me disant que deux personnes, qu'ils nommèrent, avaient voulu acheter leur secret, mais sans vouloir donner l'ombre d'une garantie. D'autres offres nous ont encore été faites, ajoutèrent-ils, mais par des industriels avec

lesquels des gens honorables nous ont recommandé de ne pas traiter.

11. Dans cet état de choses, et désirant que l'humanité d'abord, que la science ensuite pussent profiter des bénéfices d'un remède qui avait quelques propriétés palliatives, restreintes sans doute, non soutenues malheureusement; dans cet état de choses, dis-je, je conseillai à monsieur et à madame X.... d'écrire au ministre de l'intérieur, de lui envoyer plusieurs échantillons de la pommade avec le détail de sa composition, et de le prier de faire remettre ces échantillons a l'Académie de Médecine de Paris, qui nommerait une Commission. Après avoir fait des expériences. ajoutai-je, cette Commission fera son rapport, et le ministre vous autorisera probablement à vendre votre remède.

12. Mes conseils ne furent pas écoutés, et monsieur et madame X.... arguèrent des tromperies auxquelles ils pourraient être exposés en livrant leur secret.

13. Ce refus formel de faire les démarches que j'avais conseillées auprès du ministre de l'intérieur, et les difficultés que j'éprouvais pour me procurer de la pommade augmentant tous les jours à cause d'une peine correctionnelle que l'on avait infligée aux délinquants qui, ainsi condamnés et désormais surveillés de plus près, étaient dans l'obligation, ou de ne plus vendre leur remède, ou de ne le vendre qu'en prenant des biais presque impossibles. Pour ces causes réunies, et ne voyant aucun moyen de rendre publique la composition d'une pommade à l'aide de laquelle on obtenait à bâtons rompus certains résultats pratiques bien modestes, je dus peser les choses mûrement et prendre l'avis de deux personnes compétentes, auxquelles je posai la question de savoir si, dans l'intérêt de l'humanité et vu les refus des propriétaires du remède secret, soit de se faire autoriser à le vendre publiquement, soit de solliciter une récompense du gouvernement, si, dis-je, il serait licite de chercher à avoir le mot de l'énigme en faisant analyser cette pommade ?

14. Les personnes consultées par moi me conseillèrent, sans hésiter, de faire faire l'analyse du remède, basant leur opinion, d'une part, sur le refus des inventeurs d'adhérer aux propositions à eux faites pour être indemnisés, par un moyen quelconque, de la divulgation de leur secret, si leur remède avait quelque valeur, d'un autre côté, sur ce que l'intérêt général devait l'emporter sur l'intérêt particulier, alors surtout qu'on avait les moyens de sauvegarder cet intérêt, et enfin sur ce que le prix élevé de leur pommade mettait les classes laborieuses dans l'impossibilité de s'en procurer.

15. Je trouvai un auxiliaire puissant de ma manière de voir et de celle de mes deux conseils dans les quelques lignes que j'emprunte à l'article *remèdes secrets* du savant docteur Mérat, inséré dans le *Grand Dictionnaire des sciences médicales* (t. L, p. 402).

16. « Mais si l'autorité, dit le médecin que je viens de nommer, ne peut, dans nos lois actuelles, refuser la permission de vendre un remède secret, reconnu non nuisible, il y a une force morale qui lui est supérieure, qui ne peut admettre un pareil privilége. La délicatesse et la probité même se refusent à concevoir que l'on puisse tenir secret un moyen supposé utile, un médicament qui peut contribuer au rétablissement de la santé de ses concitoyens. Le bien de tous ne peut se mettre en parallèle avec l'avantage d'un seul : il y a trop de disproportion, et la philanthropie crie qu'un pareil procédé est injurieux à l'humanité. »

17. Par les motifs que je viens d'exposer, je remis, vers la fin de l'année 1839, un pot de la pommade dont il s'agit à M. Fauré, pharmacien de Bordeaux, pour qu'il eût l'obligeance de l'analyser. Ce chimiste très distingué découvrit que cette pommade contenait du sous-nitrate desséché d'hydrargyre, et que deux décigrammes de ce sel unis à trente grammes d'axonge pure feraient un mélange auque je donnai le nom de *pommade anti-herpétique*. Je publiai la formule de ce remède dans le quatrième volume de l'*Encyclographie médicale*. (Paris, 1843, p. 176.)

18. Dès que M. Fauré m'eut remis cette pommade ainsi préparée, je fis des expériences sur des eczémas choniques, sur des psoriasis, sur divers ulcères, sur des fissures anales, et obtins, non pas des succès, mais tout au moins quelques améliorations qui ne se soutinrent pas, qui se produisirent par saccades, par intermittences erratiques.

19. Quelque chose manquait cependant à la pommade préparée avec le sous-nitrate desséché d'hydrargyre par M. Fauré, pour égaler l'action irritante de celle que je l'avais prié d'analyser, et ce quelque chose pouvait dépendre, soit d'une analyse imcomplète, soit de la trop petite quantité du sous-nitrate desséché d'hydrargyre, soit du mode de préparation.

20. M. Fauré me rassura sur la parfaite exactitude de son analyse, mais ne put rien me dire d'affirmatif quant au mode de préparation.

21. Quoi qu'il en fût des résultats très-peu satisfaisants de l'emploi de la pommade préparée par M. Fauré et de celle qui est connue, à Bordeaux, sous le nom de *pommade du cordonnier*, je variai mes expériences, c'est-à-dire que lorsque j'avais à traiter, ou un eczéma chronique, ou des psoriasis, je me bornais tantôt à prescrire la pommade seule, dont on enduisait soigneusement tous les points malades de la peau, et tantôt je prescrivais en même temps l'usage de cette pommade et les traitements internes conseillés en de pareilles conjonctures. Tantôt je réussissais, et d'autres fois les résultats étaient, ou presque insignifiants et momentanés, ou tout à fait nuls. Quand, au contraire, je n'avais à traiter que des ulcérations, ou simples, ou atoniques, ou variqueuses, ou scorbutiques, ou syphilitiques chroniques, et même la fissure anale, oh! alors le traitement local, le traitement fait avec la pommade préparée au sousnitrate desséché d'hydrargyre, ne guérissait pas, tant s'en faut, mais améliorait un peu les choses et les rendait supportables pour un court espace de temps seulement.

22. Tous les praticiens savent que les maladies cutanées dartreuses en général font le désespoir des malades et des médecins, que le psoriasis, en particulier, est une dermatose qui tend à se prolonger, à récidiver, et qui résiste longtemps, quelquefois toute la vie, quoi qu'on fasse [1]. On sait aussi, et l'expérience le démontre

[1] Voici ce que Gibert et M. Bazin, dermatologues très distingués et médecins de l'hôpital Saint-Louis, à Paris, m'écrivirent le 2 décembre 1863 :

« La longue et savante consultation que vous avez bien voulu surabondamment, que les remèdes externes, employés avec persévérance dans certaines circonstances et chez certains malades, suffisent quelquefois pour guérir le psoriasis. C'est du reste ce qu'affirme mon savant homonyme, le docteur Alphée Cazenave, de Paris, dans ses ouvrages, et ce que j'ai observé moi-même dans un grand nombre de circonstances.

25. Assez souvent, à l'exemple de beaucoup de médecins plus expérimentés que je n'ai la prétention de l'être,

remettre à votre client, M. le marquis de N..., nous avait parfaitement fixés sur les antecédents et la nature de son affection. Aussi, la consultation nouvelle, délibérée d'après vos instructions, n'a pu que suivre les indications que vous avez bien voulu nous transmettre. »

Le 22 janvier 1864, les mêmes médecins m'écrivirent dans les termes suivants :

« Très honoré confrère et collègue.

» Vous savez, comme nous, combien sont tenaces, rebelles et sujettes à récidives les éruptions squammeuses.

» Votre malheureux client est dans des conditions très défavorables. »

Plus tard, c'est-à-dire le 29 mars 1865, ces messieurs m'écrivirent encore ce qui suit :

« Hélas ! cher et très honoré confrère, le psoriasis n'en fait jamais d'autres ! Vous le croyez guéri, il repousse, et cela après toute sorte de soins et de précautions ! Toutefois, notre système est de ne jamais nous décourager. »

Quels aveux pour deux médecins dont le savoir et la grande expérience sont incontestables et incontestés !

Bien qu'un autre de mes clients, étant porteur de psoriasis archi-chroniques, fût dans les conditions les plus défavorables sous tous les rapports, la pommade dont je donnerai la formule dans ce travail fit justice de ces psoriasis émaillés des plus désespérantes complications. Ce psoriasique était un client du docteur Arthaud, qui me l'avait confié.

j'ai dû renoncer à prescrire des remèdes internes très actifs, tels que les préparations sulfureuses, hydrargyriques, antimoniales, arsenicales, phosphorées, etc., notamment dans les cas où les malades avaient naturellement ou accidentellement un mauvais estomac, ou dans ceux où ce réservoir musculo-membraneux avait été surexcité par l'usage des remèdes que je viens de nommer. Force m'était alors de me borner à l'usage d'une pommade.

24. Persévérant par nature et n'abandonnant les voies expérimentales dans lesquelles je m'engage que lorsqu'il m'est démontré, ou que je fais fausse route, ou que je me fais illusion, ou que je me suis trompé, j'ai traité pendant assez longtemps les maladies que j'ai nommées au titre de ce travail, tantôt par la pommade secrète de M. X...., dite *pommade du cordonnier,* et tantôt par celle préparée avec du sous-nitrate desséché d'hydrargyre, de la bonne qualité duquel je m'étais assuré. Eh bien ! il faut le dire puisque c'est la vérité, les résultats obtenus à l'aide de ce traitement externe étaient presque insignifiants, à peu près illusoires, et ne consistaient guère qu'en des améliorations passagères, qu'on proclamait cependant être des guérisons de bon aloi.

25. Cela posé, qu'on me permette de dire comment j'ai procédé pour chercher à me rendre compte de ces insuccès.

Dans le mois de février de l'année 1869, je remis à M. Arnozan, l'un de nos chimistes les plus distingués de Bordeaux, plusieurs pots contenant des pommades préparées avec le sous-nitrate desséché d'hydrargyre, les unes par le possesseur de celle qui a nom *pommade du cor-*

donnier, et qui est secrète, d'autres par un très habile pharmacien de Bordeaux, d'autres encore par M. Dannecy,
pharmacien des hôpitaux de Bordeaux, d'autres prises
chez l'ancienne domestique de l'inventeur de la pommade
secrète, domestique qui prétend connaître la préparation
de son ancien maître, d'autres enfin prises chez un
pharmacien qui les prépare et les vend pour le compte
de cette même domestique.

26. Il résulte ce qui suit d'un long et fort beau travail
analytique dont M. Arnozan voulut bien se charger à
propos de ces pommades :

1° Que la pommade contenue dans deux pots pris chez
le vendeur du remède secret, pommade connue sous le
nom de *pommade du cordonnier*, contenait bien une
base active hydrargyrique, mais qui n'était pas le sous-
nitrate desséché d'hydrargyre ;

2° Que la pommade contenue dans un autre pot n'é-
tait qu'une imitation de la première et contenait une
plus grande quantité de sel hydrargyrique ; l'odeur de
cette pommade, prise aussi chez M. X...., le vendeur du
remède secret, décelait d'ailleurs une certaine altération
que n'offrait pas la première ;

3° Que deux pots de pommade préparée par imitation, l'une par l'ancienne domestique de M. X...., et
l'autre par un certain pharmacien que je ne dois pas
nommer, et qui imite la *pommade du cordonnier* pour
le compte de cette domestique, que cette pommade, dit
M. Arnozan, est très mal préparée, bien que la réaction
hydrargyrique s'y manifeste d'une manière évidente ;

4° Que l'examen d'une pommade préparée par moi
avec du sous-nitrate desséché d'hydrargyre de la meil-

leure qualité a clairement démontré à M. Anorzan que ce sel existait bien évidemment dans cette préparation, et qu'il s'y décelait à la première inspection. Du reste, cette dernière pommade ne ressemble pas du tout aux précédentes, ajoute M. Arnozan.

Deux analyses des mêmes pommades, faites par M. Dorvault, directeur de la Pharmacie centrale de France, à Paris, l'une datant du 22 octobre 1869, et l'autre du 30 août 1871, ces deux analyses donnèrent des résultats absolument identiques à ceux qu'avait obtenus M. Arnozan, de Bordeaux ([1]).

27. De longues études et une expérience tout aussi longue, acquise dans ma pratique privée, m'ayant démontré que c'était aux préparations hydrargyriques employées à l'extérieur dans les maladies indiquées au titre de ce travail, que nos devanciers avaient dû leurs succès et que les médecins de l'époque actuelle leur doivent les leurs, je repris mes expériences en sous-œuvre et consacrai à ce labeur, ingrat en soi mais important au fond, tout le temps dont mes devoirs professionnels me permirent de disposer.

28. Conséquemment, après avoir expérimenté séparément et avec des résultats variables les pommades au calomel, au précipité blanc, au précipité rouge, à l'iodure de chlorure mercureux, au proto-iodure, au deutoiodure d'hydrargyre, au sublimé, au sous-nitrate desséché d'hydrargyre, et enfin à la pommade secrète de monsieur et de madame X..., dite *pommade du cordon-*

([1]) Ce fut à la bienveillante entremise du spirituel et habile docteur Reymond, de Paris, mon ami intime, que je dus ces deux analyses.

nier, je dus me mettre en quête d'autres pommades, varier les doses des médicaments employés, varier les formules en évitant soigneusement l'association de substances incompatibles, expérimenter longuement, patiemment, rigoureusement, noter les faits observés, comparer et juger, puis n'accepter comme bons résultats, comme succès, que des résultats, que des succès évidents, péremptoires et pouvant défier les contrôles les plus consciencieux et les plus éclairés.

29. Après avoir mis à contribution ces pommades une à une ou deux à deux sans en avoir obtenu presque rien de favorable, il me fut démontré que celle de M. X..., dite *pommade du cordonnier,* améliorait un peu l'état des malades dans les cas simples, ordinaires, bien déterminés, mais qu'elle faisait défaut, qu'elle était impuissante pour le traitement des maladies indiquées au titre de ce travail. Je fis absolument les mêmes observations relativement à l'usage de la pommade bien préparée avec le sous-nitrate desséché d'hydrargyre de la meilleure qualité.

30. Une seule des autres pommades indiquées, — celle au précipité blanc (proto-chlorure d'hydrargyre par précipitation), — très soigneusement étudiée par moi dans ses résultats pratiques, mérite les éloges qu'en fit l'éminent professeur Velpeau dans un travail qu'il publia dans le *Bulletin général de thérapeutique* (1), sous le titre de : *Remarques pratiques sur l'emploi du précipité blanc dans quelques plaies et certaines affections de la peau.*

----

(1) Numéro de juillet, Paris, 1842.

51. Toutefois, et bien que j'eusse pu constater l'efficacité du précipité blanc dans des cas signalés par Velpeau, et que quelques-uns de mes clients se fussent bien trouvés de son usage, toutefois, dis-je, ce proto-chlorure d'hydrargyre par précipitation laisse beaucoup à désirer pour le traitement de quelques-unes des maladies que j'ai désignées au titre et dans le courant de ce travail.

52. Comme tant d'autres, j'aurais dû peut-être me contenter du peu de *bien* obtenu par ces remèdes, sans courir après le *mieux*; car, assez souvent, — on l'a dit et répété de mille manières, — le mieux est l'ennemi du bien, ce qui revient à dire qu'on gâte souvent une chose en voulant la rendre meilleure. Cependant, fallait-il ne rien essayer et demeurer les bras croisés en présence de ces nombreux et malheureux malades qui supplient leurs médecins de leur venir en aide, et leur disent tous les jours : Je suis mieux; je suis soulagé, mais ne suis pas guéri, suis toujours tourmenté par mon mal et toujours suivi par des curieux indiscrets ou impertinents qui semblent se réjouir de me voir hideusement laid; guérissez-moi donc, cher docteur, et faites en sorte que je puisse aller dans le monde et vivre comme le commun des mortels?...

53. Considérant, d'une part, que la pommade secrète de M. X...., qui n'est en réalité que le sosie pharmaceutique de la pommade au sous-nitrate desséché d'hydrargyre convenablement préparé, a quelque valeur pour le traitement de certaines affections que j'ai déjà nommées plusieurs fois; considérant, d'un autre côté, que la pommade au précipité blanc a, elle aussi, des propriétés bien reconnues pour combattre les mêmes ou à peu près les mêmes maladies ; considérant enfin que ces deux sels hydrargyriques réunis sous la forme d'une pommade pourraient se prêter un secours mutuel, se venir en aide l'un l'autre sans se nuire, médicalement et thérapeutiquement parlant, et devenir ainsi plus actifs, plus énergiques et plus puissants qu'ils ne le sont isolément pour le traitement des maladies en question, je poursuivis ce but, espérai l'atteindre et procédai au mélange du précipité blanc et du sous-nitrate desséché d'hydrargyre dans des proportions que je calculai et que j'expérimentai avec le plus grand soin.

54. Mes tentatives, mes essais variés et répétés réussirent au delà de mes espérances, et j'eus ainsi une pommade composée de deux sels hydrargyriques constituant un simple mélange, un remède dont l'efficacité me fut démontrée par le long temps pendant lequel j'avais réussi dans mes études pratiques.

Voici la formule à laquelle l'expérience m'a fait donner la préférence :

Pr. Sous-nitrate desséché d'hydrargyre. 25 centigrammes.
Précipité blanc.................... 3 grammes.
Axonge........................ 45 grammes.
Essence de roses .... 6 gouttes.
Faites un mélange parfait par trituration.

55. Les médecins expérimentés comprendront de reste, sans doute, que les doses des deux sels hydrargyriques devront être modifiées selon l'âge, le sexe, la constitution, l'idiosyncrasie des malades, et qu'il faudra d'ailleurs avoir égard à la nature, au siége, à l'intensité, aux périodes et aux complications du mal, pour formuler convenablement, pour formuler en médecin instruit, sagace, et non pas en empirique, en routinier ou en charlatan. Du reste, la première de toutes les règles, en posologie, est celle qui consiste à ne prescrire d'abord que de faibles doses d'un médicament, et à n'augmenter ces doses que graduellement.

36. Il résulte de mes recherches, de mes expériences et du traitement de beaucoup de malades fait d'abord avec la pommade secrète dite du Cordonnier, puis avec celle qui est préparée au sous-nitrate desséché d'hydrargyre seulement, mais de bonne qualité, bien entendu, puis encore avec la pommade composée de précipité blanc et de sous nitrate desséché d'hydrargyre,

1° Que le premier de ces remèdes, c'est-à-dire la pommade secrète de M. X...., ne fait qu'améliorer, mais plus lentement, moins sûrement et moins solidement que la pommade convenablement préparée avec de bon sous-nitrate desséché d'hydrargyre ;

2° Que le second de ces remèdes, c'est-à-dire que la bonne pommade au sous-nitrate desséché d'hydrargyre possède en plus les propriétés de celle de M. X...., je veux dire qu'elle améliore plus souvent et plus vite que le remède secret ;

3° Qu'avec la dernière de ces pommades, — précipité blanc et sous-nitrate desséché d'hydrargyre, — j'ai pu guérir non seulement les maladies indiquées au titre de ce travail, mais aussi le chancre infectant au début, les tumeurs gommeuses ulcérées, les lésions osseuses syphilitiques, le coryza et les lésions syphilitiques de la bouche chez les enfants, le bubon suppurant, les chancres, les ulcérations syphilitiques secondaires et tertiaires.

57. Voici un document qui est en faveur des propriétés de la pommade aux deux sels hydrargyriques, et que je transcris textuellement :

« Bordeaux, le 15 décembre 1866.

» Mon cher Docteur,

» Votre bienveillance pour moi rend votre appréciation très suspecte. Je vous remercie de me mettre en la bonne compagnie d'un confrère aussi distingué que M. Fauré [1].

» La formule de votre pommade ferait la fortune d'un industriel, et il en est plus d'une qui a enrichi son inventeur, et qui est bien loin de valoir celle dont vous publiez la formule d'une façon si désintéressée. Les succès dont vous parlez ne m'étonnent nullement : j'ai par devers moi plusieurs cas de guérison qui avaient résisté à tous les moyens employés jusqu'à ce jour.

» Agréez, cher Docteur, mes compliments affectueux.

» DANNECY.
» pharmacien en chef des hôpitaux de Bordeaux. »

58. Ai-je besoin de dire que l'usage des purgatifs est indispensable dans le traitement de toutes les maladies de la peau, et qu'il faut les donner deux fois par semaine en hiver, et une seule fois en été ?

[1] Je serai toujours très heureux, on le comprendra sans peine, de dire bien haut tous les bons offices scientifiques que le savant Fauré, chimiste très distingué de Bordeaux, n'a cessé de me rendre à l'occasion de mes travaux parus ou à paraître, mais surtout à l'endroit d'analyses nombreuses de calculs détruits par la lithotritie, de pierres extraites de la vessie par des opérations de taille, d'urines provenant de sujets ayant eu de très graves maladies des reins ou de la vessie, etc., etc.

On devra aussi prescrire des bains, surtout quand les malades se serviront de pommade : on devine pourquoi.

59. Avant de terminer ce travail essentiellement pratique, je dois prévenir mes honorables confrères et les malades eux-mêmes ou leurs familles, que la pommade au précipité blanc et au sous-nitrate desséché d'hydrargyre m'a toujours réussi quand elle avait été préparée dans certaines pharmacies, et m'a presque toujours fait défaut quand elle avait été prise dans d'autres. J'ai pensé, et j'étais en droit de penser que d'aussi singuliers insuccès tenaient à ce que le remède ne contenait pas de sous-nitrate desséché d'hydrargyre, et à ce qu'on avait remplacé ce sel, qui n'existe pas dans le commerce, par du calomel.

40. Comme les insuccès occasionnés par une substitution de médicament pourraient se renouveler si on n'y prenait garde, les médecins devront faire constater ou constater eux-mêmes la présence ou l'absence du sous-nitrate desséché d'hydrargyre dans la pommade, et découvrir le calomel remplaçant ce proto-azotate hydrargyrique, si calomel il y a.

Il est facile de comprendre que la substitution dont je parle ne pourrait pas être démontrée si on voulait découvrir le calomel dans la pommade dont j'ai donné la formule, pommade qui contient déjà un proto-chlorure d'hydrargyre par précipitation, soit le précipité blanc. Avant donc de faire l'épreuve on formulera une pommade composée seulement de sous-nitrate desséché d'hydrargyre et d'axonge. — Si le pharmacien n'a pas ce proto-azotate d'hydrargyre et qu'il l'ait remplacé par du

calomel, rien de plus facile que de constater la substitution, et voici comment :

En mêlant à la pommade ainsi formulée une petite
quantité d'acide azotique très faible, si ce remède contient du sous-nitrate desséché d'hydrargyre, il se manifeste une coloration rouge par l'addition d'une certaine
quantité d'iodure de potassium, tandis que, dans les
mêmes conditions, la pommade qui ne renferme que du
calomel, se colorera en brun verdâtre.

Quand cette épreuve aura démontré que le pharmacien chez lequel on aura pris la pommade l'a faite selon
la formule, c'est-à-dire en la composant avec de bon
sous-nitrate desséché d'hydrargyre et non pas avec du
calomel, le médecin pourra, sans hésiter, confier à ce
pharmacien la composition de la pommade au précipité
blanc et au sous-nitrate desséché d'hydrargyre dont j'ai
donné la formule dans ce travail. — Alors seulement on
verra les mécomptes que j'ai signalés dans le courant de
ce travail ne plus se reproduire.

41. Qu'on n'aille pas croire que j'aie la ridicule prétention de vouloir faire de la pommade au précipité blanc
(proto-chlorure d'hydrargyre par précipitation) et au
sous-nitrate desséché d'hydrargyre *(proto-azotate d'hydrargyre)* un arcane, une panacée, un remède infaillible,
non certes : telle n'a pas été ma pensée. — Mon expérience m'a très heureusement préservé du mirage scien-
tifique et des illusions auxquelles se complaisent les
jeunes médecins, d'ailleurs fort instruits aujourd'hui, qui
sont enthousiastes, chercheurs, questionneurs, avides de
connaître, avides de savoir, avides de succès, ambitieux
de réputation et qui ne croient guère aux nombreux

mécomptes et à toutes les sollicitudes dont leur vie de praticiens sera tourmentée quoi qu'ils fassent, et quelque heureux qu'ils puissent être dans l'exercice de ce qu'on est convenu d'appeler notre belle profession.

42. Je me suis borné et devais me borner, dans ce travail, à signaler mes recherches, à faire connaître mes expériences et à dire tout bonnement les résultats que j'ai obtenus de l'usage d'une pommade qui rend chaque jour et qui a déjà rendu des services signalés à beaucoup de malades : rien de plus, rien de moins.

43. Que mes pairs, que mes confrères veuillent bien contrôler mes recherches et mes expériences, et j'ai la certitude que la somme des succès obtenus par eux sera au moins égale à la mienne.

44. Il est malheureusement si commun de voir les maladies de la peau résister aux moyens de traitement que l'on emploie, ou se reproduire avec une grande facilité après avoir été guéries, que certains malades, désespérés de ne pas pouvoir se débarrasser de leurs dermatoses, frappent à toutes les portes, s'adressent à des charlatans, achètent leurs prétendues panacées et s'exposent ainsi, ou à de pénibles mécomptes, ou à des dangers de répercussions dartreuses, alors qu'un médecin consciencieux, prudent et expérimenté, leur dirait franchement, s'il ne pouvait les guérir : « Gardez-vous bien de recourir à des moyens violents, à des moyens dangereux, à des moyens prônés par le charlatanisme ; suivez des traitements sanctionnés par l'expérience, soyez persévérants surtout, et vous guérirez très probablement. » D'ailleurs, pourra ajouter l'honnête et savant docteur : rappelez-vous qu'une des erreurs les plus dan-

gereuses en médecine, c'est de vouloir guérir toutes les maladies alors qu'il en est qu'on ne peut pas guérir et d'autres dont il vaut mieux ne pas tenter la guérison.

Somme toute, point de maladies qui aient été et qui soient souvent encore entourées d'autant d'obscurités que celles de la peau, malgré les beaux travaux de quelques dermatologistes qui ont nom Alibert, Biett, Rayer, Alphée Cazenave, Bazin, Hardi, Gibert, Devergie, Baumès (de Lyon), Hebra (de Berlin), et bien d'autres que j'oublie.

Bordeaux — Imp. G. Gounouilhou